INTRODUCTION

Bienvenue dans le monde de la nutrition adaptée à la démence, où chaque bouchée devient une façon de chérir la santé du cerveau. Dans ce voyage culinaire, nous explorerons comment façonner un régime alimentaire qui non seulement apaise les papilles gustatives, mais nourrit aussi l'esprit. Plongeons plus profondément dans le concept captivant de la nutrition pour la démence. Imaginez un univers où chaque ingrédient soigneusement choisi peut jouer un rôle crucial dans la préservation de la clarté mentale et de la vitalité. Les études récentes suggèrent que les choix alimentaires peuvent avoir un impact significatif sur le bien-être des personnes atteintes de démence. C'est ici que la magie opère : un équilibre délicat entre saveurs alléchantes et bienfaits cérébraux.

Les précieux nutriments contenus dans chaque aliment peuvent agir comme des super-héros, protégeant les cellules cérébrales des effets néfastes du temps. Les oméga-3, par exemple, se révèlent être les gardiens des synapses, favorisant la communication entre les neurones. Les antioxydants, ces joyaux nutritionnels trouvés dans les fruits vibrants et les légumes luxuriants, se dressent en boucliers contre l'inflammation, contribuant ainsi à préserver la santé cérébrale.

Mais ce n'est pas tout. Les choix culinaires ne sont pas simplement une addition à la routine quotidienne, mais une opportunité d'explorer un nouvel univers de saveurs et de textures adaptées aux besoins changeants. Nous vous invitons à embarquer dans ce voyage gustatif, où chaque repas peut être une célébration de la vie et du bien-être.

Alors, que vous soyez un proche prenant soin d'un être cher ou que vous recherchiez des moyens de préserver votre propre santé cérébrale, la nutrition pour la démence offre une approche holistique pour nourrir le corps et l'esprit. Préparez-vous à découvrir des recettes délicieuses, des conseils pratiques et des informations éclairantes qui vous aideront à créer des repas qui embrassent pleinement la richesse de la vie, une bouchée à la fois.

CHAPITRE UN

Définition de la Démence

La démence est un terme médical utilisé pour décrire un ensemble de symptômes qui affectent la mémoire, la pensée, le comportement et la capacité à effectuer des activités quotidiennes. Elle est généralement progressive et peut avoir un impact profond sur la qualité de vie d'une personne et de son entourage. La démence n'est pas une maladie spécifique, mais plutôt un terme-cadre qui englobe plusieurs conditions médicales distinctes qui provoquent des altérations cérébrales et des déficits cognitifs.

Types Courants de Démence

Voici un aperçu des types de démence les plus courants :

Maladie d'Alzheimer :

La maladie d'Alzheimer est la forme la plus répandue de démence. Elle se caractérise par une détérioration progressive des fonctions cognitives, notamment la mémoire, la pensée abstraite et les compétences de raisonnement. Les protéines anormales s'accumulent dans le cerveau, provoquant des lésions neuronales et la mort cellulaire.

Démence à Corps de Lewy :

Cette forme de démence est due à l'accumulation de

protéines spécifiques dans les cellules cérébrales, appelées corps de Lewy. Les symptômes incluent des fluctuations rapides de l'état mental, des hallucinations visuelles et des troubles moteurs similaires à ceux de la maladie de Parkinson.

Démence Vasculaire :

La démence vasculaire résulte d'une altération de la circulation sanguine vers le cerveau, généralement causée par des accidents vasculaires cérébraux ou des lésions vasculaires. Les symptômes varient en fonction de la région cérébrale touchée et peuvent inclure des problèmes de mémoire, de langage et de coordination.

Démence Frontotemporale :

Cette forme de démence affecte principalement les régions frontale et temporale du cerveau, entraînant des changements de personnalité, des troubles comportementaux, des difficultés de langage et de prise de décision.

Maladie de Parkinson avec Démence :

Certaines personnes atteintes de la maladie de Parkinson développent ultérieurement une démence. Les symptômes comprennent des troubles de la mémoire, de l'attention et de la parole, en plus des symptômes moteurs caractéristiques de la maladie de Parkinson.

Démence Mixte :

Parfois, des éléments de plusieurs types de démence coexistent, ce qui est appelé démence mixte. Par exemple, la combinaison de la maladie d'Alzheimer et de la démence vasculaire.

Symptômes de la Démence

Voici un aperçu des symptômes courants associés à la démence :

Altérations de la Mémoire :

Les problèmes de mémoire à court terme sont l'un des signes précoces les plus communs de la démence. Les personnes atteintes peuvent avoir du mal à se souvenir d'informations récemment apprises, à suivre les conversations ou à se rappeler où elles ont placé des objets.

Difficultés de Communication :

Les personnes atteintes de démence peuvent éprouver des difficultés à trouver les mots justes, à former des phrases cohérentes et à comprendre le langage des autres. La communication peut devenir confuse ou incohérente.

Problèmes de Jugement et de Prise de Décision :

Les personnes atteintes de démence peuvent avoir du mal à prendre des décisions rationnelles et à évaluer correctement les situations. Elles peuvent faire des choix impulsifs ou inappropriés.

Changements de Comportement :

Les changements de comportement peuvent inclure l'irritabilité, l'agitation, l'anxiété, la dépression et la méfiance envers les autres. Les humeurs peuvent varier considérablement d'un moment à l'autre.

Difficultés dans les Activités Quotidiennes :

Les tâches quotidiennes telles que s'habiller, se nourrir, se laver et gérer les finances peuvent devenir compliquées pour les personnes atteintes de démence. Elles peuvent également avoir des difficultés à suivre des instructions simples.

Désorientation Spatiale et Temporelle :

Les personnes atteintes peuvent se sentir désorientées par rapport au temps et à l'espace. Elles peuvent ne pas savoir quel jour il est, où elles se trouvent ou comment elles sont arrivées là.

Troubles Visuels et Auditifs :

La démence peut entraîner des hallucinations visuelles ou auditives, où les personnes voient ou entendent des choses qui ne sont pas réelles.

Perte d'Intérêt pour les Activités :

Les personnes atteintes de démence peuvent perdre leur intérêt pour des activités qu'elles appréciaient autrefois. Elles peuvent également se retirer socialement.

Perte de Coordination et de Motricité :

Dans certains types de démence, des problèmes de coordination motrice peuvent survenir, entraînant des chutes et des difficultés à marcher.

Troubles du Sommeil :

Les troubles du sommeil, tels que l'insomnie ou la somnolence excessive pendant la journée, sont fréquents chez les personnes atteintes de démence.

Facteurs Influant sur le Risque de Démence

Voici un aperçu des principaux facteurs qui influencent le risque de démence :

Âge :

Le principal facteur de risque de démence est l'âge. Le

risque augmente considérablement avec le vieillissement.

Antécédents Familiaux et Génétique :

Les antécédents familiaux de démence peuvent augmenter le risque, en particulier pour certaines formes héréditaires de la maladie d'Alzheimer.

Mode de Vie :

Des choix de vie sains peuvent réduire le risque de démence. Une alimentation équilibrée, l'exercice régulier, la gestion du stress et l'absence de tabac et d'excès d'alcool peuvent jouer un rôle protecteur.

Hypertension Artérielle :

Une pression artérielle élevée est un facteur de risque de démence, en particulier de démence vasculaire. Le contrôle de l'hypertension peut réduire ce risque.

Diabète :

Le diabète de type 2 est lié à un risque accru de démence. Maintenir un niveau de sucre dans le sang adéquat peut être bénéfique.

Niveau d'Éducation et Stimulation Mentale :

Une éducation plus élevée et une activité mentale stimulante tout au long de la vie peuvent contribuer à la réserve cognitive, qui peut atténuer les effets de la démence.

Isolement Social :

Le manque d'interaction sociale et d'engagement social peut augmenter le risque de démence.

Dépression et Troubles Psychiatriques :

Les problèmes de santé mentale, tels que la dépression,

sont associés à un risque accru de démence.

Traumatismes Cérébraux Répétés :

Les traumatismes crâniens répétés, tels que ceux subis par les athlètes professionnels, peuvent augmenter le risque de démence.

Exposition à des Toxines Environnementales :

Certaines expositions environnementales, comme les métaux lourds, pourraient être liées à un risque accru de démence.

Facteurs Cardiovasculaires :

Les facteurs de risque cardiovasculaires, tels que l'hypercholestérolémie, peuvent contribuer au développement de la démence vasculaire.

Troubles du Sommeil :

Les troubles du sommeil, comme l'apnée du sommeil, pourraient augmenter le risque de démence.

Diagnostic de la Démence

Voici un aperçu des étapes et des éléments impliqués dans le diagnostic de la démence :

Évaluation Médicale Initiale :

Le processus de diagnostic commence par une évaluation médicale approfondie, y compris une histoire médicale détaillée et une discussion des symptômes présents. Les antécédents familiaux et médicaux peuvent fournir des indices importants.

Examen Clinique :

Le médecin effectuera un examen physique pour exclure d'autres causes possibles des symptômes et pour évaluer la santé générale du patient.

Évaluation Cognitive :

Des tests cognitifs standardisés sont utilisés pour évaluer les fonctions mentales telles que la mémoire, le langage, l'attention et la résolution de problèmes. Ces tests aident à déterminer le degré de déficit cognitif.

Évaluation Psychologique :

Une évaluation psychologique peut être réalisée pour évaluer les symptômes émotionnels et comportementaux associés à la démence.

Imagerie Cérébrale :

Des techniques d'imagerie telles que l'IRM (imagerie par résonance magnétique) et le scanner cérébral peuvent être utilisées pour détecter des anomalies structurelles ou des signes spécifiques associés à certaines formes de démence.

Analyses de Sang :

Des analyses de sang peuvent être effectuées pour exclure des causes médicales réversibles de symptômes similaires à ceux de la démence.

Consultation Spécialisée :

Dans certains cas, une consultation avec un spécialiste en neurologie, en psychiatrie gériatrique ou en neuropsychologie peut être recommandée pour obtenir une évaluation plus précise.

Diagnostic Différentiel :

Le médecin doit exclure d'autres conditions médicales pouvant causer des symptômes similaires, telles que des troubles thyroïdiens, des infections ou des effets secondaires de médicaments.

Confirmation du Type de Démence :

Une fois les évaluations initiales terminées, le médecin peut déterminer le type spécifique de démence, tel que la maladie d'Alzheimer, la démence à corps de Lewy ou la démence vasculaire, en fonction des symptômes et des résultats des tests.

Traitement de la Démence

Voici un aperçu des différentes approches de traitement de la démence :

Médicaments :

Il existe divers médicaments approuvés pour le traitement de la démence, en particulier pour la maladie d'Alzheimer. Ces médicaments peuvent aider à atténuer les symptômes cognitifs et comportementaux, bien que leurs effets varient d'une personne à l'autre.

Thérapies Cognitives :

Les thérapies cognitives, telles que la stimulation cognitive et la thérapie par la réalité virtuelle, peuvent aider à maintenir les fonctions cognitives et à améliorer la réserve cognitive.

Thérapies Comportementales :

Les thérapies comportementales aident à gérer les changements comportementaux et les symptômes émotionnels associés à la démence.

Thérapie par la Musique et l'Art :

La musique et l'art peuvent offrir des avantages thérapeutiques, améliorant le bien-être émotionnel et la communication.

Soutien Psychologique :

Les patients atteints de démence ainsi que leurs proches peuvent bénéficier d'un soutien psychologique pour faire face aux défis émotionnels associés à la maladie.

Thérapies Non Médicamenteuses :

Les thérapies non médicamenteuses, telles que la thérapie par la lumière, la thérapie par la danse et la thérapie par les animaux, peuvent apporter un soulagement et améliorer la qualité de vie.

Activité Physique :

L'exercice régulier peut avoir des effets bénéfiques sur la cognition et le bien-être général.

Alimentation Saine :

Une alimentation équilibrée peut soutenir la santé cérébrale et générale. Certains régimes, comme le régime méditerranéen, sont associés à des bienfaits pour la démence.

Environnement Adapté :

Créer un environnement adapté et sécurisé peut aider à réduire les risques de chutes et de confusion.

Gestion de Médicaments et de Conditions Sous-jacentes :

La gestion adéquate des médicaments et de conditions médicales concomitantes, telles que l'hypertension et le diabète, est importante pour la santé globale des patients.

Soutien aux Proches Aidants :

Les soignants jouent un rôle essentiel dans la vie des patients atteints de démence. Ils doivent recevoir un soutien et des ressources pour faire face aux défis quotidiens.

Diététique en cas de Démence

La diététique joue un rôle crucial dans la gestion de la démence. Les choix alimentaires appropriés peuvent améliorer la qualité de vie, soutenir la santé cérébrale et maintenir le bien-être général des personnes atteintes de démence. Comprendre les principes d'une alimentation adaptée à la démence est essentiel pour offrir le meilleur soutien possible. Voici un aperçu de l'importance de la diététique dans la démence :

Maintien de la Nutrition :

Les personnes atteintes de démence peuvent avoir des difficultés à manger et à boire en raison de problèmes de coordination motrice ou de désorientation. Une alimentation adéquate est essentielle pour éviter la dénutrition et maintenir la force corporelle.

Soutien à la Santé Cérébrale :

Certains aliments riches en antioxydants, acides gras oméga-3 et nutriments essentiels peuvent soutenir la santé du cerveau et potentiellement ralentir la progression des symptômes de la démence.

Stimulation Sensorielle :

Les repas visuellement attrayants et aromatiques peuvent stimuler l'appétit et encourager les personnes atteintes de démence à manger davantage.

Textures Adaptées :

À mesure que la démence progresse, les problèmes de mastication et de déglutition peuvent survenir. Adapter la texture des aliments en fonction des besoins individuels est important pour éviter les risques de fausse route.

Hydratation :

La déshydratation peut aggraver les symptômes de la démence. Assurer une hydratation adéquate est essentiel pour maintenir le bien-être général.

Favoriser l'Indépendance :

Offrir des aliments faciles à manger avec les doigts peut favoriser l'indépendance et le bien-être des personnes atteintes de démence.

Favoriser les Aliments Familiers :

Les aliments familiers et appréciés peuvent créer un sentiment de confort et d'engagement, encourageant ainsi la prise de repas.

Soutien Émotionnel :

Les repas partagés dans un environnement calme et positif peuvent renforcer les liens sociaux et apporter un soutien émotionnel.

Aliments Adaptés à la Démence

Voici un aperçu des types d'aliments recommandés pour les personnes atteintes de démence :

Fruits et Légumes Colorés :

Les fruits et légumes riches en couleur sont une excellente source d'antioxydants, de vitamines et de minéraux bénéfiques pour la santé cérébrale. Les bleuets, les épinards, les carottes et les poivrons sont de bons choix.

Poissons Gras :

Les poissons gras comme le saumon, le maquereau et les sardines sont riches en acides gras oméga-3, qui sont essentiels pour la santé du cerveau et peuvent aider à réduire l'inflammation.

Noix et Graines :

Les noix et les graines, comme les noix de grenoble, les amandes et les graines de chia, fournissent des acides gras sains et des antioxydants. Ils peuvent être ajoutés aux céréales ou aux yaourts.

Légumineuses :

Les légumineuses, telles que les haricots, les lentilles et les pois chiches, sont riches en fibres et en protéines, ce qui peut aider à maintenir l'énergie et la satiété.

Céréales Complètes :

Les céréales complètes, comme l'avoine, le quinoa et le riz brun, sont riches en fibres et en nutriments qui soutiennent la santé cérébrale.

Produits Laitiers Faibles en Gras :

Les produits laitiers faibles en gras, comme le yaourt et le fromage cottage, fournissent du calcium et des protéines essentiels.

Protéines Maigres :

Les viandes maigres, le poulet sans peau, le tofu et les œufs sont de bonnes sources de protéines nécessaires à la fonction cérébrale.

Huiles Saines :

Les huiles saines comme l'huile d'olive extra vierge et l'huile de coco contiennent des acides gras bénéfiques pour la santé du cerveau.

Hydratation Adéquate :

Boire suffisamment d'eau est essentiel pour maintenir

l'hydratation et le fonctionnement cérébral.

Aliments Faciles à Manger :

Choisir des aliments faciles à manger avec les doigts, comme les morceaux de fruits ou les légumes coupés, peut faciliter la prise de repas.

Aliments à Limiter ou à Éviter en cas de Démence

Voici un aperçu des types d'aliments à limiter ou à éviter pour les personnes atteintes de démence :

Aliments Transformés et Riches en Sucres :

Les aliments transformés, riches en sucres ajoutés et en gras saturés, peuvent contribuer à l'inflammation et à une santé cérébrale médiocre. Évitez les friandises sucrées, les boissons gazeuses et les aliments frits.

Excès de Sel :

La consommation excessive de sel peut contribuer à l'hypertension artérielle, ce qui peut être préjudiciable à la santé cérébrale. Réduisez la consommation d'aliments riches en sel, comme les plats préparés et les snacks salés.

Graisses Saturées et Trans :

Les graisses saturées et trans, présentes dans les aliments frits, les viandes grasses et les produits de boulangerie, peuvent avoir des effets négatifs sur la santé cérébrale. Optez pour des sources de graisses saines, comme les avocats et les noix.

Produits Laitiers Gras :

Les produits laitiers riches en gras saturés peuvent être limités. Choisissez des options faibles en gras ou sans gras pour soutenir la santé cardiaque.

Caféine en Excès :

La consommation excessive de caféine peut aggraver l'anxiété et les problèmes de sommeil. Limitez la consommation de café, de thé et de boissons énergisantes.

Alcool :

La consommation excessive d'alcool peut avoir des effets négatifs sur la santé cérébrale et interagir avec certains médicaments. Il est recommandé de limiter ou d'éviter complètement l'alcool.

Aliments Difficiles à Mâcher ou à Avaler :

À mesure que la démence progresse, les problèmes de mastication et de déglutition peuvent survenir. Évitez les aliments durs ou collants qui pourraient présenter un risque de fausse route.

Cibler les Allergènes :

Si des allergies alimentaires sont présentes, assurez-vous d'éviter les allergènes pour éviter les réactions indésirables.

Excès de Caffeine :

La consommation excessive de caféine peut aggraver l'anxiété et les problèmes de sommeil. Limitez la consommation de café, de thé et de boissons énergisantes.

Aliments Difficiles à Mâcher ou à Avaler :

À mesure que la démence progresse, les problèmes de mastication et de déglutition peuvent survenir. Évitez les aliments durs ou collants qui pourraient présenter un risque de fausse route.

Excès de Stimulants :

Évitez les aliments riches en stimulants comme les boissons énergisantes, car ils peuvent aggraver l'agitation et l'anxiété.

Aliments Nouveaux ou Non Familiers :

Les aliments nouveaux ou non familiers peuvent causer de la confusion ou être rejetés. Optez pour des aliments familiers et appréciés.

Plan Alimentaire pour la Démence sur Plusieurs Jours

Un plan alimentaire adapté à la démence devrait être équilibré, facile à manger et riche en nutriments essentiels pour soutenir la santé cérébrale et globale. Voici un exemple de plan alimentaire sur plusieurs jours pour les personnes atteintes de démence :

Jour 1 :

Petit-Déjeuner :

• Smoothie aux baies avec des bleuets, des fraises et du yaourt faible en gras.

• Toast de pain complet avec du beurre d'amande.

Déjeuner :

• Salade de poulet avec laitue, tomates, concombres et vinaigrette légère.

• Tranches de melon d'eau en dessert.

Collation de l'Après-Midi :

• Bâtonnets de carottes avec houmous.

Dîner :

• Saumon grillé avec sauce à base de yaourt et d'aneth.

• Brocoli cuit à la vapeur.

• Quinoa aux légumes.

Collation en Soirée :

• Yaourt nature avec des morceaux de fruits.

Jour 2 :

Petit-Déjeuner :

• Porridge d'avoine avec des noix et des fruits séchés.

• Tranche de pain complet avec du fromage cottage.

Déjeuner :

• Sandwich au poulet grillé avec des légumes et de l'avocat sur du pain complet.

• Salade de fruits frais.

Collation de l'Après-Midi :

• Poignée de noix mélangées.

Dîner :

• Poulet rôti avec pommes de terre en purée.

• Haricots verts cuits à la vapeur.

• Salade verte avec vinaigrette légère.

Collation en Soirée :

• Tranches de pomme avec du beurre de cacahuète.

Jour 3 :

Petit-Déjeuner :

• Omelette aux légumes avec du fromage faible en gras.

• Tranche de pain de blé entier.

Déjeuner :

- Wrap aux légumes avec dinde rôtie et hummus.

- Yaourt aux fruits en dessert.

Collation de l'Après-Midi :

- Bâtonnets de concombre avec du yaourt à la menthe comme trempette.

Dîner :

- Chili végétarien aux haricots noirs et rouges.

- Riz brun.

- Salade mixte avec vinaigrette balsamique.

Collation en Soirée :

- Bâtonnets de céleri avec du beurre d'amande.

Liste de Courses pour le Régime Alimentaire en Cas de Démence

Voici une liste de courses pour les aliments recommandés dans un régime alimentaire adapté à la démence :

Produits Frais :

- Fruits (baies, pommes, melon, bananes)

- Légumes (laitue, épinards, concombres, carottes)

- Avocats

- Poulet maigre

- Saumon ou autres poissons gras

- Dinde rôtie ou cuite

- Œufs

- Yaourt faible en gras

- Fromage cottage

- Lait faible en gras

Produits Surgelés :

- Légumes surgelés (brocoli, haricots verts)

- Fruits surgelés (bleuets, fraises)

Épicerie :

- Pain de blé entier ou complet

- Avoine

- Quinoa

- Riz brun

- Haricots en conserve (noirs, rouges)

- Noix (noix, amandes)

- Graines (chia, lin)

- Houmous

- Beurre d'amande ou de cacahuète

- Vinaigrette légère

- Sauce à base de yaourt

- Céréales complètes à faible teneur en sucre

Produits Frais :

- Légumineuses en conserve (lentilles, pois chiches)

- Noix mélangées

- Bâtonnets de carottes et de concombre

- Bâtonnets de céleri

Autres :

- Huile d'olive extra vierge

- Herbes et épices (aneth, basilic, origan)

• Vinaigre balsamique
• Édulcorant naturel (miel, sirop d'érable)

CHAPITRE DEUX

Salade De Quinoa Aux Légumes Variés Et Vinaigrette Citron-Herbes

Description du Repas : Une salade rafraîchissante et nutritive à base de quinoa, agrémentée de légumes croquants et d'une vinaigrette légère à base de citron et d'herbes fraîches. Cette salade est idéale comme plat principal léger ou comme accompagnement sain pour une variété de repas.

Ingrédients :

• 1 tasse de quinoa non cuit

• 2 tasses d'eau

• 1 concombre, coupé en dés

• 1 poivron rouge, coupé en dés

• 1 tasse de tomates cerises, coupées en deux

• 1/2 tasse de pois chiches cuits (en conserve, rincés et égouttés)

• 1/4 tasse d'oignon rouge, finement haché

- 1/4 tasse de persil frais, haché

- Jus de 1 citron

- Zeste de citron (facultatif)

- 2 cuillères à soupe d'huile d'olive extra vierge

- 1 cuillère à soupe de vinaigre balsamique

- Sel et poivre noir fraîchement moulu, au goût

Instructions :

1. Rincer le quinoa sous l'eau froide à l'aide d'une passoire. Dans une casserole, porter 2 tasses d'eau à ébullition. Ajouter le quinoa rincé et réduire le feu à doux. Couvrir et laisser mijoter pendant environ 15 minutes, jusqu'à ce que le quinoa soit cuit et que les germes soient visibles. Retirer du feu et laisser reposer, couvert, pendant 5 minutes. Égrener le quinoa à l'aide d'une fourchette et laisser refroidir.

2. Dans un grand saladier, mélanger le quinoa refroidi, le concombre, le poivron rouge, les tomates cerises, les pois chiches, l'oignon rouge et le persil frais.

3. Dans un petit bol, préparer la vinaigrette en mélangeant le jus de citron, le zeste de citron (si utilisé), l'huile d'olive extra vierge, le vinaigre balsamique, le sel et le poivre noir.

4. Verser la vinaigrette sur la salade de quinoa et mélanger délicatement pour enrober les ingrédients.

5. Servir la salade dans des assiettes individuelles. Vous pouvez garnir de feuilles de persil frais supplémentaires ou de zeste de citron pour plus de saveur.

Information Nutritionnelle (par portion) :

- Calories : 230

- Protéines : 8 g
- Glucides : 35 g
- Lipides : 7 g
- Fibres : 5 g

Sauté De Riz Brun Aux Légumes Et Au Tofu

Description du Repas : Un plat équilibré et savoureux qui allie la richesse du riz brun, la fraîcheur des légumes et la protéine végétarienne du tofu dans une poêlée délicieuse. Cette recette offre une combinaison de saveurs et de textures pour un repas sain et nourrissant.

Ingrédients :

- 1 tasse de riz brun cuit
- 200 g de tofu ferme, coupé en dés
- 1 tasse de légumes variés (poivrons, carottes, brocoli, etc.), coupés en morceaux
- 1 oignon, émincé
- 2 gousses d'ail, hachées
- 2 cuillères à soupe de sauce soja
- 1 cuillère à soupe d'huile de sésame
- 1 cuillère à soupe d'huile d'olive
- 1 cuillère à café de gingembre frais râpé
- 1 cuillère à café de miel ou de sirop d'érable
- Graines de sésame grillées (facultatif)
- Sel et poivre, au goût

Instructions :

1. Dans un bol, mélangez les dés de tofu avec 1 cuillère à soupe de sauce soja. Laissez mariner pendant environ 15 minutes.

2. Dans une grande poêle, chauffez l'huile d'olive à feu moyen. Ajoutez l'oignon émincé et faites sauter jusqu'à ce qu'il devienne translucide.

3. Ajoutez les légumes coupés dans la poêle et faites sauter pendant quelques minutes jusqu'à ce qu'ils soient tendres mais encore croquants. Retirez les légumes de la poêle et réservez.

4. Dans la même poêle, ajoutez l'huile de sésame et faites sauter le tofu mariné jusqu'à ce qu'il soit doré et croustillant de tous les côtés. Retirez le tofu de la poêle et réservez.

5. Dans un petit bol, mélangez la deuxième cuillère à soupe de sauce soja, le gingembre râpé et le miel (ou le sirop d'érable) pour créer une sauce.

6. Remettez les légumes cuits dans la poêle, ajoutez le riz brun cuit et versez la sauce. Faites sauter pendant quelques minutes pour mélanger les ingrédients et réchauffer le riz.

7. Ajoutez le tofu sauté dans la poêlée et mélangez doucement pour bien incorporer tous les éléments.

8. Assaisonnez avec du sel et du poivre selon vos goûts.

9. Servez le sauté dans des assiettes individuelles, garni de graines de sésame grillées si désiré.

Information Nutritionnelle (par portion) :

• Calories : 230

• Protéines : 12 g

• Glucides : 30 g

• Lipides : 8 g

• Fibres : 5 g

Pâtes Primavera Au Blé Entier Avec Légumes Rôtis

Description du Repas : Un plat délicieusement coloré et sain qui associe des pâtes au blé entier riches en fibres à une variété de légumes rôtis. Cette recette vous offre une explosion de saveurs végétales et une source de glucides complexes pour un repas équilibré et satisfaisant.

Ingrédients :

• 2 tasses de pâtes au blé entier cuites

• 2 tasses de légumes variés (poivrons, courgettes, tomates cerises, etc.), coupés en morceaux

• 1 oignon rouge, émincé

• 2 gousses d'ail, hachées

• 2 cuillères à soupe d'huile d'olive

• Sel et poivre, au goût

• 1 cuillère à café d'herbes de Provence (ou mélange d'herbes séchées)

• 1/4 de tasse de fromage Parmesan râpé (facultatif)

• Feuilles de basilic frais, pour garnir

Instructions :

1. Préchauffez le four à 200°C (400°F).

2. Dans un grand bol, mélangez les légumes coupés avec l'huile d'olive, l'ail haché, les herbes de Provence, le sel et le poivre.

3. Étalez les légumes sur une plaque de cuisson recouverte de papier sulfurisé. Rôtissez au four pendant environ 20-25 minutes, en remuant à mi-cuisson, jusqu'à ce que les légumes soient tendres et légèrement dorés.

4. Pendant ce temps, faites cuire les pâtes au blé entier selon les instructions du paquet. Égouttez-les et réservez.

5. Dans une grande poêle, faites revenir l'oignon émincé dans un peu d'huile d'olive jusqu'à ce qu'il soit translucide.

6. Ajoutez les pâtes cuites et les légumes rôtis dans la poêle avec l'oignon. Faites sauter pendant quelques minutes pour bien mélanger les saveurs.

7. Assaisonnez avec du sel et du poivre selon vos préférences.

8. Si désiré, saupoudrez de fromage Parmesan râpé sur les pâtes.

9. Servez les pâtes primavera dans des assiettes individuelles, garnies de feuilles de basilic frais.

Information Nutritionnelle (par portion) :

• Calories : 220

• Protéines : 8 g

• Glucides : 35 g

• Lipides : 6 g

• Fibres : 7 g

Toast Aux Céréales Complètes Avec Avocat Écrasé Et Œuf Poché

Description du Repas : Un petit-déjeuner sain et nourrissant qui associe le croquant du pain aux céréales complètes, la crémosité de l'avocat écrasé et la richesse d'un œuf poché. Cette recette est une excellente source de protéines, de fibres et de graisses saines pour commencer la journée avec énergie.

Ingrédients :

• 2 tranches de pain aux céréales complètes

• 1 avocat mûr

• Jus de 1/2 citron

• Sel et poivre, au goût

• 2 œufs

• Vinaigre blanc (pour la cuisson des œufs)

• Piment rouge broyé (facultatif)

• Feuilles de coriandre ou de persil frais, pour garnir

Instructions :

1. Faites griller les tranches de pain aux céréales complètes jusqu'à ce qu'elles soient dorées et croustillantes. Réservez-les.

2. Dans un bol, écrasez la chair de l'avocat à l'aide d'une fourchette. Ajoutez le jus de citron, le sel et le poivre. Mélangez jusqu'à obtenir une consistance lisse et crémeuse.

3. Remplissez une casserole d'eau et ajoutez une cuillère à soupe de vinaigre blanc. Portez l'eau à ébullition, puis réduisez la chaleur pour obtenir un léger frémissement.

4. Cassez un œuf dans un petit bol. Faites un tourbillon dans l'eau chaude à l'aide d'une cuillère en bois, puis déposez délicatement l'œuf au centre du tourbillon. Laissez cuire pendant environ 3 minutes pour obtenir un œuf poché à la texture désirée. Répétez avec le deuxième œuf.

5. À l'aide d'une écumoire, retirez les œufs pochés de l'eau et égouttez-les doucement sur du papier absorbant.

6. Tartinez généreusement les tranches de pain grillé avec l'avocat écrasé.

7. Placez un œuf poché sur chaque tranche de pain.

8. Assaisonnez les œufs pochés avec du sel, du poivre et du piment rouge broyé (si désiré).

9. Garnissez de feuilles de coriandre ou de persil frais pour ajouter de la saveur.

Information Nutritionnelle (par portion) :

• Calories : 230

• Protéines : 10 g

• Glucides : 20 g

• Lipides : 13 g

• Fibres : 7 g

Soupe À L'orge Et Aux Légumes Avec Pain Aux Céréales Complètes En Accompagnement

Description du Repas : Un repas réconfortant et nutritif qui réunit une soupe riche en saveurs à base d'orge et de légumes, accompagnée d'une tranche de pain aux céréales complètes. Cette recette est une source idéale de fibres, de vitamines et de minéraux pour une expérience gustative satisfaisante.

Ingrédients :

• 1 tasse d'orge perlé

• 6 tasses de bouillon de légumes

- 2 carottes, coupées en rondelles

- 2 branches de céleri, coupées en dés

- 1 poireau, coupé en rondelles

- 1 oignon, haché

- 2 gousses d'ail, hachées

- 1 tasse de haricots blancs cuits (en conserve, rincés et égouttés)

- 1 cuillère à soupe d'huile d'olive

- Herbes séchées (thym, romarin, origan), au goût

- Sel et poivre, au goût

- Feuilles de persil frais, pour garnir

- 2 tranches de pain aux céréales complètes

Instructions :

1. Dans une grande casserole, faites chauffer l'huile d'olive à feu moyen. Ajoutez l'oignon haché et faites-le sauter jusqu'à ce qu'il soit translucide.

2. Ajoutez l'ail haché et faites revenir pendant une minute jusqu'à ce qu'il soit parfumé.

3. Ajoutez les carottes, le céleri et le poireau coupés. Faites sauter pendant quelques minutes jusqu'à ce que les légumes commencent à ramollir.

4. Ajoutez l'orge perlé dans la casserole et mélangez avec les légumes.

5. Versez le bouillon de légumes dans la casserole. Ajoutez les herbes séchées, le sel et le poivre selon vos goûts.

6. Portez la soupe à ébullition, puis réduisez le feu à doux. Laissez mijoter pendant environ 25-30 minutes, jusqu'à ce

que l'orge soit tendre.

7. Ajoutez les haricots blancs cuits à la soupe et laissez-les réchauffer pendant quelques minutes.

8. Pendant ce temps, faites griller les tranches de pain aux céréales complètes jusqu'à ce qu'elles soient dorées et croustillantes.

9. Servez la soupe à l'orge et aux légumes dans des bols individuels, garnie de feuilles de persil frais.

10. Accompagnez la soupe d'une tranche de pain aux céréales complètes.

Information Nutritionnelle (pour la soupe) :

• Calories : 200

• Protéines : 6 g

• Glucides : 40 g

• Lipides : 2 g

• Fibres : 8 g

Eau Infusée Au Concombre, Citron Et Menthe

Description de la Boisson : Une boisson hydratante et délicieuse qui marie subtilement les saveurs rafraîchissantes du concombre, du citron et de la menthe. Cette eau infusée est parfaite pour se désaltérer tout en bénéficiant des bienfaits de ces ingrédients naturels.

Ingrédients :

• 1/2 concombre, coupé en fines rondelles

• 1 citron, coupé en tranches

• Quelques feuilles de menthe fraîche

• Eau filtrée

Instructions :

1. Lavez soigneusement le concombre, le citron et les feuilles de menthe.

2. Coupez le concombre en fines rondelles. Si vous le souhaitez, retirez la peau pour une saveur plus douce.

3. Coupez le citron en tranches.

4. Dans un pichet ou une carafe, placez les rondelles de concombre, les tranches de citron et les feuilles de menthe.

5. Remplissez le récipient avec de l'eau filtrée.

6. Mettez le pichet au réfrigérateur et laissez infuser pendant au moins 1 à 2 heures, voire toute la nuit pour une infusion plus intense.

7. Servez l'eau infusée dans des verres avec des glaçons. Ajoutez quelques rondelles de concombre, des tranches de citron et des feuilles de menthe dans chaque verre pour une touche esthétique.

Variations :

• Vous pouvez personnaliser cette infusion avec d'autres ingrédients comme des baies, des tranches d'orange ou des morceaux d'ananas pour varier les saveurs.

• Ajustez les quantités d'ingrédients en fonction de vos préférences.

Information Nutritionnelle (par portion) :

• Calories : 10

• Glucides : 2 g

• Fibres : 1 g

• Vitamine C : 15 % de l'apport quotidien recommandé (VQ)

• Potassium : 3 % de la VQ

Tisane Aux Herbes Avec Miel Et Citron

Description de la Boisson : Une tisane apaisante et réconfortante à base d'herbes, adoucie avec du miel et rehaussée d'une touche de citron. Cette boisson chaude est parfaite pour se détendre et se réchauffer, tout en bénéficiant des propriétés apaisantes des herbes et de la douceur naturelle du miel.

Ingrédients :

• 1 sachet de tisane aux herbes de votre choix (camomille, menthe poivrée, verveine, etc.)

• Eau bouillante

• 1 cuillère à café de miel pur

• Jus de 1/2 citron (facultatif)

• Tranches de citron, pour garnir (facultatif)

Instructions :

1. Placez un sachet de tisane aux herbes de votre choix dans une tasse.

2. Versez de l'eau bouillante sur le sachet de tisane.

3. Laissez infuser la tisane pendant le temps indiqué sur l'emballage de la tisane (généralement 5 à 7 minutes).

4. Retirez le sachet de tisane de la tasse.

5. Ajoutez une cuillère à café de miel pur à la tisane chaude. Remuez pour bien mélanger et dissoudre le miel.

6. Si désiré, ajoutez le jus de citron à la tisane pour une saveur acidulée et rafraîchissante.

7. Garnissez la tisane avec des tranches de citron si vous le souhaitez.

8. Dégustez lentement cette tisane aux herbes apaisante.

Variations :

• Vous pouvez ajuster la quantité de miel en fonction de vos préférences de douceur.

• Expérimentez avec différentes variétés de tisanes aux herbes pour varier les saveurs.

Information Nutritionnelle (pour une portion) :

• Calories : 20

• Glucides : 5 g

• Sucres : 4 g

Eau Pétillante Infusée Aux Fruits

Description de la Boisson : Une boisson pétillante et rafraîchissante qui combine les bulles rafraîchissantes de l'eau pétillante avec les saveurs naturelles et fruitées de fruits frais. Cette boisson est idéale pour se désaltérer tout en savourant la douceur et la vivacité des fruits.

Ingrédients :

• 1/2 tasse de fruits frais (fraises, framboises, citron, orange, concombre, etc.), coupés en morceaux ou en tranches

• Eau pétillante

• Glaçons

Instructions :

1. Lavez soigneusement les fruits et coupez-les en petits

morceaux ou en tranches, selon votre préférence.

2. Dans un verre, ajoutez les morceaux de fruits.

3. Ajoutez quelques glaçons dans le verre pour garder la boisson bien fraîche.

4. Versez de l'eau pétillante dans le verre, en remplissant jusqu'au bord.

5. Remuez doucement pour permettre aux saveurs des fruits de se mélanger avec l'eau pétillante.

6. Laissez reposer quelques minutes pour que les saveurs infusent davantage.

7. Dégustez cette boisson pétillante et fruitée.

Variations :

• Expérimentez avec différentes combinaisons de fruits pour créer vos propres saveurs uniques.

• Ajoutez des herbes fraîches comme la menthe ou le basilic pour une touche supplémentaire de fraîcheur.

Information Nutritionnelle (pour une portion) :

• Calories : 5

• Glucides : 1g

• Fibres : 1 g

• Vitamines et Minéraux : Varient en fonction des fruits utilisés

Smoothie À L'eau De Noix De Coco Avec Ananas Et Mangue

Description de la Boisson : Un smoothie tropical rafraîchissant et nutritif qui combine l'onctuosité de l'eau de coco avec les saveurs sucrées de l'ananas et de la mangue. Cette boisson est un moyen délicieux de profiter des bienfaits des fruits tout en vous désaltérant.

Ingrédients :

• 1 tasse d'eau de coco

• 1/2 tasse d'ananas frais ou congelé, coupé en morceaux

• 1/2 tasse de mangue fraîche ou congelée, coupée en morceaux

• 1 banane mûre

• Quelques glaçons (facultatif)

• Feuilles de menthe fraîche, pour la garniture (facultatif)

Instructions :

1. Placez tous les ingrédients dans un mixeur puissant : l'eau de coco, l'ananas, la mangue et la banane.

2. Si vous le souhaitez, ajoutez quelques glaçons pour obtenir une texture plus froide et plus épaisse.

3. Mixez les ingrédients jusqu'à obtenir un mélange lisse et crémeux.

4. Goûtez le smoothie et ajustez la douceur en ajoutant plus de fruits si nécessaire.

5. Versez le smoothie dans des verres.

6. Si vous le désirez, garnissez le smoothie avec quelques feuilles de menthe fraîche pour une touche de fraîcheur.

7. Dégustez ce smoothie tropical et revitalisant.

Variations :

• Ajoutez une cuillère à soupe de graines de chia ou de lin pour ajouter des fibres et des acides gras oméga-3.

• Vous pouvez remplacer l'eau de coco par du yaourt nature ou du lait végétal pour varier la texture et les saveurs.

Information Nutritionnelle (pour une portion) :

• Calories : 150

• Glucides : 35 g

• Fibres : 4 g

• Vitamine C : 100 % de l'apport quotidien recommandé (VQ)

• Vitamine A : 50 % de la VQ

Salade Rafraîchissante À La Pastèque Et Au Concombre

Description du Plat : Une salade légère, hydratante et pleine de fraîcheur qui marie les saveurs sucrées de la pastèque avec le croquant rafraîchissant du concombre. Cette salade est parfaite pour les journées chaudes et ensoleillées, offrant une explosion de saveurs et une hydratation bienvenue.

Ingrédients :

• 3 tasses de pastèque, coupée en dés

• 1 concombre, coupé en rondelles fines

• 1/4 d'oignon rouge, émincé

• Feuilles de menthe fraîche, ciselées

• 1 cuillère à soupe de jus de citron

• 1 cuillère à soupe d'huile d'olive extra vierge

• Sel et poivre, au goût

• Fromage feta émietté (facultatif)

Instructions :

1. Dans un grand saladier, mélangez les dés de pastèque, les rondelles de concombre et les oignons rouges émincés.

2. Ajoutez les feuilles de menthe ciselées pour ajouter une touche de fraîcheur à la salade.

3. Dans un petit bol, mélangez le jus de citron et l'huile d'olive pour créer une vinaigrette légère.

4. Versez la vinaigrette sur les ingrédients de la salade et mélangez délicatement pour bien enrober tous les éléments.

5. Assaisonnez avec du sel et du poivre selon vos préférences.

6. Si vous le désirez, ajoutez du fromage feta émietté pour une saveur salée et crémeuse.

7. Réfrigérez la salade pendant environ 15 à 30 minutes pour permettre aux saveurs de se marier.

8. Avant de servir, mélangez légèrement la salade à nouveau et ajustez l'assaisonnement si nécessaire.

Variations :

• Ajoutez des olives noires, des graines de tournesol ou des noix pour ajouter de la texture et des saveurs supplémentaires.

• Expérimentez avec d'autres herbes fraîches comme le basilic ou la coriandre.

Information Nutritionnelle (pour une portion) :

• Calories : 70

• Glucides : 15 g

• Fibres : 2 g

• Vitamine C : 25 % de l'apport quotidien recommandé (VQ)

• Vitamine A : 15 % de la VQ

Porridge D'avoine Avec Tranches De Banane Et Beurre D'amande

Description du Plat : Un petit-déjeuner nourrissant et énergisant qui associe la douceur des tranches de banane à la richesse du beurre d'amande dans un délicieux porridge d'avoine. Ce plat est une excellente source de fibres, de protéines et de graisses saines pour bien commencer la journée.

Ingrédients :

• 1/2 tasse de flocons d'avoine

• 1 tasse de lait (lait d'amande, lait de vache, etc.)

• 1 banane mûre, coupée en tranches

• 1 cuillère à soupe de beurre d'amande

• 1 cuillère à soupe de miel ou sirop d'érable (facultatif)

• Pincée de cannelle (facultatif)

• Quelques amandes effilées, pour la garniture (facultatif)

Instructions :

1. Dans une casserole, combinez les flocons d'avoine et le lait. Portez le mélange à ébullition à feu moyen.

2. Réduisez la chaleur à douce et laissez mijoter, en remuant de temps en temps, jusqu'à ce que les flocons d'avoine épaississent et absorbent le liquide. Cela prend généralement environ 5-7 minutes.

3. Une fois que la consistance désirée est atteinte, retirez la casserole du feu.

4. Ajoutez une cuillère à soupe de beurre d'amande au porridge chaud. Mélangez bien pour que le beurre d'amande se mélange uniformément.

5. Si vous préférez une touche de douceur supplémentaire, ajoutez une cuillère à soupe de miel ou de sirop d'érable. Saupoudrez également une pincée de cannelle si vous le souhaitez.

6. Versez le porridge d'avoine dans un bol.

7. Disposez les tranches de banane sur le dessus du porridge.

8. Si vous le désirez, parsemez d'amandes effilées pour ajouter de la croquant à votre plat.

9. Dégustez votre porridge d'avoine crémeux garni de bananes et de beurre d'amande.

Variations :

• Ajoutez d'autres fruits comme des baies, des framboises ou des bleuets pour varier les saveurs.

• Utilisez d'autres types de beurre de noix, comme le beurre de cacahuète, en fonction de vos préférences.

Information Nutritionnelle (pour une portion) :

• Calories : 300

• Glucides : 45 g

• Protéines : 8 g

• Lipides : 12 g

• Fibres : 6 g

Omelette Aux Épinards Et Champignons Avec Pain Complet

Description du Plat : Un petit-déjeuner équilibré et riche en saveurs qui combine la tendresse des épinards et des champignons dans une omelette légère et nutritive, servie avec une tranche de pain complet. Ce plat offre une bonne dose de protéines, de légumes et de glucides complexes pour bien démarrer la journée.

Ingrédients :

• 3 œufs

• Une poignée d'épinards frais, lavés et émincés

• 1/2 tasse de champignons tranchés

• 1/4 d'oignon, haché

• 1 cuillère à soupe d'huile d'olive

• Sel et poivre, au goût

• 1 tranche de pain complet

• Beurre ou huile d'olive pour griller le pain

• Herbes fraîches (ciboulette, persil), pour la garniture (facultatif)

Instructions :

1. Dans un bol, battez les œufs avec une pincée de sel et de poivre.

2. Dans une poêle antiadhésive, faites chauffer une cuillère à soupe d'huile d'olive à feu moyen.

3. Ajoutez les champignons tranchés dans la poêle et faites-les sauter jusqu'à ce qu'ils soient tendres et dorés. Retirez les champignons de la poêle et réservez-les.

4. Dans la même poêle, ajoutez l'oignon haché et faites-le sauter jusqu'à ce qu'il soit translucide.

5. Ajoutez les épinards émincés dans la poêle et faites-les

cuire jusqu'à ce qu'ils soient légèrement ramollis.

6. Versez les œufs battus dans la poêle, en veillant à répartir uniformément les épinards et l'oignon.

7. Laissez cuire l'omelette pendant quelques minutes, en poussant doucement les bords avec une spatule pour permettre à l'œuf non cuit de s'écouler vers les bords.

8. Lorsque l'omelette est presque cuite mais encore légèrement baveuse sur le dessus, ajoutez les champignons cuits d'un côté de l'omelette.

9. Pliez l'autre moitié de l'omelette sur les champignons pour créer une demi-lune. Laissez cuire pendant encore une minute pour bien chauffer les champignons.

10. Pendant que l'omelette cuit, faites griller la tranche de pain complet. Vous pouvez l'étaler avec un peu de beurre ou d'huile d'olive avant de la griller.

11. Servez l'omelette aux épinards et champignons avec la tranche de pain complet grillé.

12. Si vous le désirez, garnissez avec des herbes fraîches comme la ciboulette ou le persil.

Information Nutritionnelle (pour une portion) :

- Calories : 300

- Glucides : 20g

- Protéines : 20 g

- Lipides : 15g

- Fibres : 5 g

Céréales Enrichies Avec Baies Et Lait D'amande

Description du Plat : Un petit-déjeuner simple et nutritif qui combine des céréales enrichies en vitamines et minéraux avec des baies fraîches et du lait d'amande crémeux. Cette option est riche en fibres, en antioxydants et en nutriments essentiels pour bien nourrir votre corps dès le matin.

Ingrédients :

• 1 portion de céréales enrichies (avoine, blé, maïs, etc.)

• 1/2 tasse de baies mélangées (fraises, bleuets, framboises, etc.)

• 1/2 tasse de lait d'amande non sucré

• 1 cuillère à soupe de graines de chia (facultatif)

• Noix ou amandes hachées, pour la garniture (facultatif)

• Miel ou sirop d'érable, pour sucrer (facultatif)

Instructions :

1. Choisissez vos céréales enrichies préférées et mesurez une portion selon les indications de l'emballage.

2. Versez les céréales dans un bol.

3. Ajoutez les baies mélangées sur les céréales. Les baies apporteront une touche sucrée et des antioxydants.

4. Si vous le souhaitez, ajoutez une cuillère à soupe de graines de chia pour augmenter la teneur en fibres et les acides gras oméga-3.

5. Versez le lait d'amande sur les ingrédients dans le bol. Utilisez la quantité de lait qui convient à votre préférence de consistance.

6. Si vous désirez un peu plus de douceur, ajoutez une petite quantité de miel ou de sirop d'érable.

7. Si vous aimez le croquant, ajoutez des noix ou des amandes hachées sur le dessus.

8. Mélangez légèrement les ingrédients pour bien les combiner.

9. Dégustez ce petit-déjeuner rapide et nutritif.

Variations :

• Expérimentez avec différentes sortes de laits végétaux comme le lait de soja, de noix de coco ou d'avoine.

• Variez les types de céréales pour ajouter de la diversité à votre petit-déjeuner.

Information Nutritionnelle (pour une portion) :

• Calories : 250

• Glucides : 40 g

• Protéines : 5 g

• Lipides : 8 g

• Fibres : 6 g

Pancakes Aux Céréales Complètes Avec Topping De Fruits Frais

Description du Plat : Un délicieux petit-déjeuner qui marie la tendresse des pancakes aux céréales complètes avec la fraîcheur sucrée des fruits frais en topping. Cette option équilibrée offre une combinaison parfaite de glucides complexes, de fibres et de vitamines pour bien commencer la journée.

Ingrédients : Pour les Pancakes :

• 1 tasse de farine de blé entier

- 1 cuillère à soupe de sucre (ou de sucre brun)

- 1 cuillère à café de levure chimique

- 1/2 cuillère à café de bicarbonate de soude

- 1/4 de cuillère à café de sel

- 1 tasse de lait (lait de vache, lait d'amande, etc.)

- 1 œuf

- 1 cuillère à soupe d'huile végétale

- Extrait de vanille (facultatif)

Pour le Topping :

- Assortiment de fruits frais (fraises, bleuets, bananes, kiwi, etc.)

- 1 cuillère à soupe de sirop d'érable ou de miel

- Yaourt nature ou yaourt grec (facultatif)

- Quelques feuilles de menthe fraîche, pour la garniture (facultatif)

Instructions : Pour les Pancakes :

1. Dans un grand bol, mélangez la farine de blé entier, le sucre, la levure chimique, le bicarbonate de soude et le sel.

2. Dans un autre bol, battez l'œuf, puis ajoutez le lait et l'huile végétale. Si vous le souhaitez, ajoutez un peu d'extrait de vanille pour la saveur.

3. Versez le mélange liquide dans le bol d'ingrédients secs et mélangez doucement jusqu'à obtenir une pâte lisse. Ne pas trop mélanger pour éviter de rendre les pancakes durs.

4. Faites chauffer une poêle antiadhésive à feu moyen et versez une petite louche de pâte pour former chaque pancake. Lorsque des bulles se forment à la surface,

retournez le pancake et faites cuire l'autre côté jusqu'à ce qu'il soit doré.

5. Répétez l'opération avec le reste de la pâte.

Pour le Topping :

1. Lavez et coupez les fruits frais en morceaux.

2. Disposez les morceaux de fruits sur le dessus des pancakes.

3. Arrosez le tout avec une cuillère à soupe de sirop d'érable ou de miel.

4. Si vous le souhaitez, ajoutez une cuillère de yaourt nature ou de yaourt grec pour une touche crémeuse.

5. Si désiré, garnissez avec quelques feuilles de menthe fraîche pour une touche de fraîcheur.

6. Servez les pancakes avec le topping de fruits frais.

Variations :

• Ajoutez des noix hachées ou des graines pour plus de croquant.

• Utilisez différents types de fruits en fonction de la saison et de vos préférences.

Information Nutritionnelle (pour une portion) :

• Calories : 300

• Glucides : 50 g

• Protéines : 8 g

• Lipides : 8 g

• Fibres : 6 g

Crêpes Aux Épinards Et Fromage Dans Des

Céréales Complètes

Description du Plat : Une option de petit-déjeuner ou de déjeuner délicieusement remplie de saveurs, ces crêpes aux épinards et au fromage dans des céréales complètes offrent une combinaison équilibrée de légumes verts et de protéines crémeuses, le tout enveloppé dans une crêpe légère et nutritive.

Ingrédients : Pour les Crêpes :

• 1 tasse de farine de blé entier

• 1 tasse de lait (lait de vache, lait d'amande, etc.)

• 2 œufs

• 1 cuillère à soupe d'huile végétale

• Pincée de sel

Pour la Garniture :

• 2 tasses d'épinards frais, lavés et émincés

• 1/2 tasse de fromage râpé (fromage suisse, cheddar, etc.)

• 1/4 de tasse de fromage à la crème (facultatif)

• 1/4 d'oignon, haché

• Sel et poivre, au goût

• Huile d'olive, pour la cuisson

Instructions : Pour les Crêpes :

1. Dans un grand bol, mélangez la farine de blé entier et une pincée de sel.

2. Dans un autre bol, battez les œufs, puis ajoutez le lait et l'huile végétale.

3. Versez le mélange liquide dans le bol d'ingrédients secs et mélangez jusqu'à obtenir une pâte lisse.

4. Faites chauffer une poêle antiadhésive à feu moyen et ajoutez un peu d'huile d'olive.

5. Versez une petite quantité de pâte dans la poêle et étalez-la pour former une crêpe fine. Faites cuire des deux côtés jusqu'à ce qu'elle soit dorée.

6. Répétez le processus pour le reste de la pâte, empilant les crêpes cuites les unes sur les autres.

Pour la Garniture :

1. Dans une poêle, faites chauffer un peu d'huile d'olive à feu moyen.

2. Ajoutez les oignons hachés et faites-les sauter jusqu'à ce qu'ils soient translucides.

3. Ajoutez les épinards émincés dans la poêle et faites-les cuire jusqu'à ce qu'ils soient légèrement ramollis.

4. Assaisonnez les épinards avec du sel et du poivre selon votre goût.

5. Dans un bol, mélangez les épinards cuits avec le fromage râpé et le fromage à la crème (si vous en utilisez).

6. Pour chaque crêpe, placez une portion de garniture aux épinards et au fromage au centre.

7. Enveloppez les bords de la crêpe autour de la garniture pour former un paquet.

8. Répétez le processus pour les autres crêpes.

9. Si vous le souhaitez, réchauffez brièvement les crêpes farcies dans une poêle légèrement graissée pour faire fondre le fromage.

10. Servez les crêpes farcies aux épinards et au fromage chaudes.

Variations :

• Ajoutez des champignons sautés ou des poivrons hachés à la garniture pour plus de saveurs et de textures.

• Expérimentez avec différents types de fromages en fonction de vos préférences.

Information Nutritionnelle (pour une portion, environ 2 crêpes farcies) :

• Calories : 300

• Glucides : 30 g

• Protéines : 15 g

• Lipides : 15 g

• Fibres : 5 g

Bol De Smoothie Aux Baies Avec Granola Et Mélange De Noix

Description du Plat : Un bol de smoothie nourrissant et délicieusement garni de baies fraîches, de granola croustillant et d'un assortiment de noix croquantes. Ce bol est non seulement un plaisir pour les papilles, mais aussi une source de fibres, d'antioxydants et de nutriments essentiels.

Ingrédients : Pour le Smoothie :

• 1 tasse de baies mélangées (fraises, bleuets, framboises, etc.)

• 1 banane mûre

• 1/2 tasse de yaourt grec nature

• 1/4 de tasse de lait (lait de vache, lait d'amande, etc.)

• 1 cuillère à soupe de miel ou sirop d'érable (facultatif)

• Quelques glaçons

Pour la Garniture :

• Granola maison ou du commerce

• Mélange de noix (amandes, noix de cajou, noix, etc.)

• Baies fraîches (pour la décoration)

• Noix de coco râpée (facultatif)

Instructions : Pour le Smoothie :

1. Dans un mixeur, combinez les baies mélangées, la banane coupée en morceaux, le yaourt grec et le lait.

2. Si vous le désirez, ajoutez une cuillère à soupe de miel ou de sirop d'érable pour sucrer légèrement le smoothie.

3. Ajoutez quelques glaçons pour obtenir une texture plus froide et épaisse.

4. Mixez tous les ingrédients jusqu'à obtenir un mélange lisse et crémeux.

5. Goûtez le smoothie et ajustez la douceur ou la consistance si nécessaire.

6. Versez le smoothie dans un bol.

Pour la Garniture :

1. Saupoudrez une généreuse quantité de granola sur le dessus du smoothie.

2. Ajoutez une poignée de noix variées pour ajouter de la texture et des saveurs croquantes.

3. Disposez des baies fraîches sur le dessus pour une touche de couleur et de fraîcheur.

4. Si vous le désirez, ajoutez un peu de noix de coco râpée

pour une saveur tropicale.

5. Dégustez votre bol de smoothie aux baies avec granola et mélange de noix.

Variations :

• Ajoutez des graines de chia ou de lin pour plus de fibres et d'acides gras oméga-3.

• Incorporer d'autres fruits comme des tranches de kiwi, des quartiers d'orange ou des morceaux de mangue à la garniture.

Information Nutritionnelle (pour une portion) :

• Calories : 350

• Glucides : 45 g

• Protéines : 12 g

• Lipides : 15 g

• Fibres : 6 g

Salade Aux Myrtilles Et Épinards Avec Fromage De Chèvre Et Noix De Pécan

Description du Plat : Une salade fraîche et équilibrée qui combine la douceur des myrtilles avec la fraîcheur des épinards, le crémeux du fromage de chèvre et le croquant des noix de pécan. Cette salade offre une explosion de saveurs et une variété de textures pour une expérience gustative satisfaisante.

Ingrédients :

• 4 tasses d'épinards frais, lavés et séchés

• 1 tasse de myrtilles fraîches

• 1/2 tasse de fromage de chèvre émietté

• 1/2 tasse de noix de pécan, légèrement grillées

• Vinaigrette de votre choix (vinaigrette balsamique, vinaigrette au miel et à la moutarde, etc.)

• Sel et poivre, au goût

Instructions :

1. Dans un grand saladier, disposez les épinards frais.

2. Ajoutez les myrtilles fraîches sur le dessus des épinards. Les myrtilles apporteront une touche sucrée et des antioxydants à la salade.

3. Parsemez le fromage de chèvre émietté sur les épinards et les myrtilles.

4. Ajoutez les noix de pécan grillées pour une texture croquante et une saveur de noisette.

5. Dans un petit bol, préparez la vinaigrette de votre choix en mélangeant les ingrédients.

6. Arrosez la salade avec la vinaigrette, en veillant à bien enrober tous les ingrédients.

7. Assaisonnez la salade avec une pincée de sel et de poivre selon vos préférences.

8. Mélangez légèrement les ingrédients pour bien les combiner et enrober de vinaigrette.

9. Servez immédiatement cette salade aux myrtilles et épinards avec fromage de chèvre et noix de pécan.

Variations :

• Ajoutez des tranches de poulet grillé pour une source de protéines supplémentaire.

• Expérimentez avec d'autres types de fromage comme le

feta ou le bleu.

Information Nutritionnelle (pour une portion) :

• Calories : 250

• Glucides : 15 g

• Protéines : 7 g

• Lipides : 18 g

• Fibres : 5 g

Compote De Baies Mélangées Avec Yaourt Grec

Description du Plat : Une compote de baies mélangées sucrée et acidulée, servie avec du yaourt grec onctueux. Cette combinaison offre une explosion de saveurs et une texture crémeuse, tout en étant une source de protéines, de fibres et d'antioxydants.

Ingrédients :

• 1 tasse de baies mélangées (fraises, bleuets, framboises, etc.)

• 1 cuillère à soupe de sucre (ou sirop d'érable, au goût)

• 1 cuillère à soupe d'eau

• 1/2 cuillère à café de jus de citron

• Yaourt grec nature

• Quelques feuilles de menthe fraîche, pour la garniture (facultatif)

Instructions :

1. Dans une casserole, combinez les baies mélangées, le sucre (ou le sirop d'érable), l'eau et le jus de citron.

2. Faites chauffer la casserole à feu moyen et laissez mijoter les baies jusqu'à ce qu'elles commencent à se ramollir et à libérer leurs jus. Cela prend généralement environ 5-7 minutes.

3. Écrasez légèrement les baies avec une cuillère en bois pour créer une texture de compote. Si vous préférez une consistance plus lisse, vous pouvez utiliser un mixeur plongeant.

4. Laissez mijoter la compote pendant encore quelques minutes pour épaissir légèrement.

5. Retirez la casserole du feu et laissez refroidir la compote pendant quelques minutes.

6. Pendant ce temps, préparez des portions de yaourt grec nature dans des bols individuels.

7. Versez une généreuse cuillère de compote de baies mélangées sur le yaourt grec dans chaque bol.

8. Si vous le désirez, garnissez avec quelques feuilles de menthe fraîche pour une touche de fraîcheur.

9. Servez immédiatement ce délicieux dessert ou en-cas.

Variations :

• Ajoutez des zestes d'orange ou de citron à la compote pour une saveur d'agrumes.

• Incorporez d'autres fruits comme des morceaux de pêche ou de mangue à la compote.

Information Nutritionnelle (pour une portion) :

• Calories : 200

• Glucides : 25 g

• Protéines : 12 g

- Lipides : 7 g
- Fibres : 5 g

Salade De Grenade Et De Chou Frisé Avec Feta Et Graines De Citrouille

Description du Plat : Une salade colorée et nutritive qui combine la fraîcheur acidulée des graines de grenade avec la robustesse du chou frisé, le crémeux de la feta et le croquant des graines de citrouille. Cette salade est riche en saveurs et en nutriments, offrant une expérience culinaire équilibrée.

Ingrédients :

- 4 tasses de chou frisé, lavé, émincé et débarrassé des tiges dures
- 1/2 tasse de graines de grenade fraîches
- 1/4 de tasse de fromage feta émietté
- 1/4 de tasse de graines de citrouille grillées
- Vinaigrette de votre choix (vinaigrette balsamique, vinaigrette au citron, etc.)
- Sel et poivre, au goût

Instructions :

1. Dans un grand saladier, placez les feuilles de chou frisé émincé.

2. Ajoutez les graines de grenade fraîches sur le dessus du chou frisé. Les graines de grenade apporteront une touche de douceur et d'acidité à la salade.

3. Émiettez le fromage feta sur les ingrédients dans le saladier.

4. Saupoudrez les graines de citrouille grillées pour ajouter du croquant et de la saveur de noisette.

5. Dans un petit bol, préparez la vinaigrette de votre choix en mélangeant les ingrédients.

6. Arrosez la salade avec la vinaigrette, en veillant à bien enrober tous les ingrédients.

7. Assaisonnez la salade avec une pincée de sel et de poivre selon vos préférences.

8. Mélangez légèrement les ingrédients pour bien les combiner et enrober de vinaigrette.

9. Servez immédiatement cette salade de grenade et chou frisé avec feta et graines de citrouille.

Variations :

• Ajoutez des tranches d'avocat pour une texture crémeuse supplémentaire.

• Expérimentez avec d'autres types de fromage comme le fromage de chèvre ou le fromage bleu.

Information Nutritionnelle (pour une portion) :

• Calories : 250

• Glucides : 20 g

• Protéines : 10 g

• Lipides : 15 g

• Fibres : 5 g

Fraises Enrobées De Chocolat Noir Comme Gourmandise

Description de la Gourmandise : Une douceur irrésistible

qui marie la fraîcheur des fraises avec la richesse du chocolat noir. Ces fraises enrobées de chocolat noir sont le mélange parfait entre une saveur fruitée acidulée et l'intensité indulgente du chocolat. Une gourmandise simple à préparer et à déguster.

Ingrédients :

• Fraises fraîches, lavées et séchées

• Chocolat noir de haute qualité (au moins 70% de cacao)

• Noix hachées (noix, amandes, noisettes) ou autres garnitures (facultatif)

Instructions :

1. Lavez et séchez soigneusement les fraises. Veillez à ce qu'elles soient complètement sèches, car l'humidité peut affecter la texture du chocolat.

2. Faites fondre le chocolat noir au bain-marie ou au micro-ondes en suivant les instructions sur l'emballage. Assurez-vous de ne pas surchauffer le chocolat pour éviter qu'il ne brûle.

3. Tenez chaque fraise par la tige et trempez-la dans le chocolat fondu. Enrobez la fraise jusqu'à mi-hauteur ou complètement, selon vos préférences.

4. Secouez légèrement la fraise pour enlever l'excès de chocolat.

5. Si vous le souhaitez, roulez la fraise enrobée dans des noix hachées ou d'autres garnitures pour ajouter du croquant et de la texture.

6. Placez les fraises enrobées sur une feuille de papier sulfurisé pour les laisser durcir.

7. Répétez le processus avec les autres fraises.

8. Laissez les fraises enrobées reposer jusqu'à ce que le chocolat soit complètement durci. Cela peut prendre environ 30 minutes à une heure, selon la température ambiante.

9. Une fois que le chocolat est durci, vos fraises enrobées de chocolat noir sont prêtes à être dégustées.

Variations :

• Utilisez du chocolat noir aromatisé, comme le chocolat noir à la menthe ou au sel marin, pour une touche de saveur unique.

• Essayez différentes garnitures, comme de la noix de coco râpée, des éclats de caramel ou des épices.

Information Nutritionnelle (pour une portion) :

• Calories : 180

• Glucides : 20 g

• Protéines : 3 g

• Lipides : 12 g

• Fibres : 4 g

Maquereau Grillé Avec Brocoli À La Vapeur Et Quinoa

Description du Plat : Un plat savoureux et équilibré qui met en valeur la richesse en oméga-3 du maquereau grillé, l'apport nutritif du brocoli à la vapeur et la valeur protéique du quinoa. Cette combinaison de saveurs et de textures offre une expérience culinaire satisfaisante et nutritive.

Ingrédients :

• 2 filets de maquereau frais

• 2 tasses de brocoli, coupé en fleurettes

• 1 tasse de quinoa

• Huile d'olive

• Jus de citron

• Sel et poivre, au goût

• Épices (comme le paprika, l'origan, ou le cumin), au goût (facultatif)

Instructions : Pour le Maquereau Grillé :

1. Préchauffez le gril à feu moyen-élevé.

2. Badigeonnez les filets de maquereau avec un peu d'huile d'olive.

3. Assaisonnez les filets de maquereau avec du sel, du poivre et les épices de votre choix, si vous le souhaitez.

4. Placez les filets de maquereau sur le gril chaud et faites cuire environ 3-4 minutes de chaque côté, ou jusqu'à ce que le poisson soit opaque et se défasse facilement à la fourchette.

5. Arrosez les filets de maquereau avec un peu de jus de citron frais avant de les servir.

Pour le Brocoli à la Vapeur :

1. Faites bouillir de l'eau dans une casserole suffisamment grande pour accueillir un panier vapeur.

2. Placez les fleurettes de brocoli dans le panier vapeur.

3. Réduisez le feu pour maintenir un léger bouillonnement, placez le panier vapeur sur la casserole et couvrez-le avec un couvercle.

4. Laissez cuire à la vapeur pendant environ 4-5 minutes, ou jusqu'à ce que le brocoli soit tendre mais encore

croquant.

5. Retirez le brocoli du panier vapeur et assaisonnez-le avec un filet d'huile d'olive, du sel et du poivre.

Pour le Quinoa :

1. Rincez bien le quinoa sous l'eau froide.

2. Dans une casserole, portez 2 tasses d'eau à ébullition. Ajoutez une pincée de sel.

3. Ajoutez le quinoa rincé dans l'eau bouillante. Réduisez le feu à doux, couvrez la casserole et laissez mijoter pendant environ 15 minutes, ou jusqu'à ce que le quinoa soit tendre et que les germes se séparent.

4. Retirez la casserole du feu et laissez reposer le quinoa couvert pendant 5 minutes.

Assemblage du Plat :

1. Placez une portion de quinoa cuit dans chaque assiette.

2. Disposez les filets de maquereau grillé sur le quinoa.

3. Ajoutez les fleurettes de brocoli à côté.

4. Arrosez le tout avec un filet de jus de citron frais et un peu d'huile d'olive.

5. Servez immédiatement et dégustez ce délicieux repas équilibré.

Variations :

• Ajoutez des herbes fraîches comme le persil ou la coriandre pour une touche de fraîcheur.

• Ajoutez des tranches d'avocat pour une source de graisses saines.

Information Nutritionnelle (par portion) :

- Calories : 350
- Glucides : 35 g
- Protéines : 25 g
- Lipides : 12 g
- Fibres : 7 g

Pouding De Graines De Chia Avec Baies Et Amandes

Description du Plat : Un pouding crémeux à base de graines de chia, agrémenté de baies sucrées et d'amandes croquantes. Ce pouding est à la fois riche en fibres, en protéines et en antioxydants, ce qui en fait un excellent choix pour un petit-déjeuner sain ou une collation énergisante.

Ingrédients :

- 1/4 de tasse de graines de chia
- 1 tasse de lait (lait de vache, lait d'amande, etc.)
- 1 cuillère à soupe de miel ou sirop d'érable (facultatif)
- 1/2 cuillère à café d'extrait de vanille (facultatif)
- Baies mélangées (fraises, bleuets, framboises, etc.)
- Amandes effilées ou hachées, légèrement grillées

Instructions :

1. Dans un bol, mélangez les graines de chia avec le lait de votre choix.

2. Si vous le souhaitez, ajoutez une cuillère à soupe de miel ou de sirop d'érable pour sucrer légèrement le mélange.

3. Si désiré, ajoutez l'extrait de vanille pour une saveur

aromatique.

4. Remuez bien le mélange de graines de chia pour vous assurer que les graines sont bien réparties.

5. Couvrez le bol et placez-le au réfrigérateur pendant au moins 4 heures ou toute la nuit. Les graines de chia absorberont le liquide et épaissiront le mélange pour obtenir une consistance de pouding.

6. Lorsque le pouding de graines de chia a atteint la consistance désirée, mélangez-le à nouveau pour briser les éventuels grumeaux.

7. Répartissez le pouding de graines de chia dans des bols individuels.

8. Ajoutez des baies mélangées sur le dessus du pouding. Les baies apporteront une saveur sucrée et des antioxydants.

9. Saupoudrez d'amandes effilées ou hachées légèrement grillées pour ajouter du croquant et de la saveur.

Variations :

• Incorporer des couches de yaourt entre les couches de pouding pour plus de crémeux.

• Ajoutez une pincée de cannelle ou de cardamome pour une saveur épicée.

Information Nutritionnelle (par portion) :

• Calories : 250

• Glucides : 25 g

• Protéines : 8 g

• Lipides : 15 g

• Fibres : 10 g

Saumon Au Four En Croûte De Noix Avec Choux De Bruxelles Rôtis

Description du Plat : Un plat savoureux et nutritif qui associe la tendreté du saumon au croquant des noix et à la saveur riche des choux de Bruxelles rôtis. Cette recette offre une combinaison équilibrée de protéines, de graisses saines et de légumes riches en nutriments.

Ingrédients :

• 2 filets de saumon frais

• 1/2 tasse de noix hachées (noix, noix de pécan, etc.)

• 2 tasses de choux de Bruxelles, coupés en moitiés

• Huile d'olive

• Jus de citron

• Sel et poivre, au goût

• Épices (comme le paprika fumé, l'ail en poudre), au goût (facultatif)

Instructions : Pour le Saumon en Croûte de Noix :

1. Préchauffez le four à 180°C (350°F).

2. Dans un mixeur ou un robot culinaire, hachez grossièrement les noix pour obtenir une texture granuleuse.

3. Assaisonnez les filets de saumon avec du sel, du poivre et les épices de votre choix, si vous le souhaitez.

4. Badigeonnez légèrement les filets de saumon avec un peu d'huile d'olive.

5. Pressez une fine couche de noix hachées sur le dessus de

chaque filet de saumon pour créer une croûte.

6. Placez les filets de saumon en croûte de noix sur une plaque de cuisson tapissée de papier sulfurisé.

7. Cuisez au four pendant environ 15-20 minutes, ou jusqu'à ce que le saumon soit cuit et se défasse facilement à la fourchette.

8. Juste avant de servir, arrosez les filets de saumon avec un filet de jus de citron frais.

Pour les Choux de Bruxelles Rôtis :

1. Préchauffez le four à 200°C (400°F).

2. Dans un grand bol, mélangez les moitiés de choux de Bruxelles avec de l'huile d'olive, du sel et du poivre.

3. Disposez les choux de Bruxelles en une seule couche sur une plaque de cuisson tapissée de papier sulfurisé.

4. Cuisez au four pendant environ 20-25 minutes, ou jusqu'à ce que les choux de Bruxelles soient dorés et croustillants sur les bords.

Assemblage du Plat :

1. Placez un filet de saumon en croûte de noix dans chaque assiette.

2. Disposez une portion de choux de Bruxelles rôtis à côté du saumon.

3. Arrosez le saumon et les choux de Bruxelles avec un filet de jus de citron frais.

4. Servez immédiatement et dégustez ce repas équilibré et délicieux.

Variations :

• Ajoutez des tranches d'orange ou de citron sur le saumon

avant la cuisson pour une saveur d'agrumes.

• Ajoutez des herbes fraîches comme le persil ou le thym sur les choux de Bruxelles avant de les rôtir.

Information Nutritionnelle (par portion) :

• Calories : 350

• Glucides : 10 g

• Protéines : 30 g

• Lipides : 20 g

• Fibres : 5 g

Smoothie Aux Graines De Lin Avec Banane Et Épinards

Description du Smoothie : Un smoothie nutritif et énergisant qui combine les bienfaits des graines de lin riches en oméga-3, la douceur de la banane et la richesse en nutriments des épinards. Ce smoothie est idéal pour un petit-déjeuner sain ou une collation revitalisante.

Ingrédients :

• 1 banane mûre

• 1 poignée d'épinards frais

• 1 cuillère à soupe de graines de lin moulues

• 1/2 tasse de lait (lait de vache, lait d'amande, etc.)

• 1/2 tasse d'eau

• Quelques glaçons

• Miel ou sirop d'érable, au goût (facultatif)

Instructions :

1. Épluchez la banane et coupez-la en morceaux.

2. Dans un mixeur, ajoutez les morceaux de banane, les épinards frais, les graines de lin moulues, le lait et l'eau.

3. Si vous souhaitez sucrer le smoothie, ajoutez un filet de miel ou de sirop d'érable.

4. Ajoutez quelques glaçons pour obtenir une texture fraîche et crémeuse.

5. Mélangez tous les ingrédients à haute vitesse jusqu'à ce que le smoothie soit lisse et homogène.

6. Si le smoothie est trop épais, ajoutez un peu plus d'eau ou de lait et mélangez à nouveau.

7. Goûtez et ajustez la douceur ou la consistance selon vos préférences.

8. Versez le smoothie dans un verre et dégustez immédiatement.

Variations :

• Ajoutez une cuillère à soupe de beurre d'amande ou de beurre de cacahuète pour une touche de crémeux et de protéines.

• Incorporer d'autres fruits comme des baies ou des mangues pour varier les saveurs.

Information Nutritionnelle (pour une portion) :

• Calories : 250

• Glucides : 35 g

• Protéines : 7 g

• Lipides : 9 g

• Fibres : 8 g

Salade De Sardines Et Épinards Avec Vinaigrette Au Citron Et Tahini

Description du Plat : Une salade nutritive et délicieuse qui associe la richesse en oméga-3 des sardines aux bienfaits des épinards frais et à la saveur crémeuse de la vinaigrette au citron et au tahini. Cette salade est une source de protéines, de vitamines et de minéraux essentiels.

Ingrédients :

• 1 boîte de sardines à l'huile, égouttées et émiettées

• 4 tasses d'épinards frais, lavés et égouttés

• 1/4 de tasse de tomates cerises, coupées en moitiés

• 1/4 de tasse de concombre, coupé en dés

• 2 cuillères à soupe de graines de tournesol grillées

• Jus d'un demi-citron

• 2 cuillères à soupe de tahini

• 2 cuillères à soupe d'huile d'olive

• Sel et poivre, au goût

Instructions : Pour la Salade :

1. Dans un grand saladier, disposez les épinards frais lavés.

2. Ajoutez les sardines émiettées sur le dessus des épinards. Les sardines apporteront une source de protéines et d'oméga-3.

3. Disposez les moitiés de tomates cerises et les dés de concombre sur la salade.

4. Saupoudrez les graines de tournesol grillées pour ajouter du croquant et de la saveur.

Pour la Vinaigrette au Citron et Tahini :

1. Dans un petit bol, mélangez le jus de citron, le tahini et l'huile d'olive.

2. Assaisonnez la vinaigrette avec du sel et du poivre selon vos préférences.

3. Mélangez la vinaigrette jusqu'à obtenir une consistance lisse et crémeuse.

Assemblage de la Salade :

1. Versez la vinaigrette au citron et tahini sur la salade.

2. Mélangez légèrement les ingrédients pour bien les enrober de vinaigrette.

3. Servez immédiatement cette salade de sardines et épinards avec vinaigrette au citron et tahini.

Variations :

• Ajoutez des olives kalamata pour une saveur méditerranéenne.

• Incorporer des morceaux d'avocat pour une texture crémeuse.

Information Nutritionnelle (par portion) :

• Calories : 300

• Glucides : 10 g

• Protéines : 15 g

• Lipides : 20 g

• Fibres : 5 g

Toast À L'avocat Avec Pain Aux Céréales Complètes Et Tomates Cerises

Description du Plat : Un classique revisité avec une touche saine et délicieuse, ce toast à l'avocat est préparé avec du pain aux céréales complètes, de l'avocat crémeux et des tomates cerises juteuses. C'est une option de petit-déjeuner ou de collation rassasiante et nutritive.

Ingrédients :

• 2 tranches de pain aux céréales complètes

• 1 avocat mûr, coupé en tranches

• Une poignée de tomates cerises, coupées en moitiés

• Jus de citron

• Sel et poivre, au goût

• Flocons de piment rouge (facultatif)

• Graines de sésame ou de chia (facultatif)

• Feuilles de basilic frais (facultatif)

Instructions :

1. Faites griller les tranches de pain aux céréales complètes jusqu'à ce qu'elles soient dorées et croustillantes.

2. Pendant ce temps, écrasez légèrement les tranches d'avocat à l'aide d'une fourchette dans un bol. Assaisonnez avec du jus de citron, du sel et du poivre. Si vous le souhaitez, ajoutez une pincée de flocons de piment rouge pour un peu de piquant.

3. Lorsque les tranches de pain sont grillées, tartinez généreusement chaque tranche d'avocat écrasé.

4. Disposez les moitiés de tomates cerises sur les toasts à l'avocat.

5. Saupoudrez de graines de sésame ou de chia pour ajouter une touche de croquant et de nutriments.

6. Si vous le souhaitez, garnissez les toasts d'avocat de quelques feuilles de basilic frais pour une saveur aromatique.

7. Ajoutez une pincée finale de sel et de poivre pour rehausser les saveurs.

8. Servez immédiatement ces toasts à l'avocat avec pain aux céréales complètes et tomates cerises.

Variations :

• Ajoutez un œuf poché ou dur sur le dessus pour une source de protéines supplémentaire.

• Utilisez des tomates séchées au soleil pour une saveur plus intense.

Information Nutritionnelle (pour deux toasts) :

• Calories : 250

• Glucides : 30 g

• Protéines : 7 g

• Lipides : 12 g

• Fibres : 8 g

Mélange De Noix Et Graines Avec Baies Séchées

Description du Plat : Un en-cas sain et équilibré qui combine la richesse en protéines et en graisses saines des noix et des graines avec la douceur naturelle des baies séchées. Ce mélange est parfait pour les moments où vous avez besoin d'une petite pause énergétique, que ce soit au bureau, en randonnée ou simplement à la maison.

Ingrédients :

- 1/2 tasse de noix de cajou

- 1/2 tasse d'amandes

- 1/2 tasse de noix de pécan

- 1/4 de tasse de graines de tournesol

- 1/4 de tasse de graines de citrouille

- 1/2 tasse de baies séchées (canneberges, raisins secs, etc.)

- 1/4 de tasse de graines de chia (facultatif)

- 1/4 de tasse de copeaux de noix de coco (facultatif)

Instructions :

1. Dans un grand bol, rassemblez les noix de cajou, les amandes, les noix de pécan, les graines de tournesol et les graines de citrouille.

2. Ajoutez les baies séchées au mélange de noix et de graines.

3. Si vous le souhaitez, incorporez les graines de chia pour augmenter la teneur en fibres et en oméga-3.

4. Pour une touche exotique, ajoutez les copeaux de noix de coco au mélange.

5. Mélangez soigneusement tous les ingrédients pour une répartition uniforme.

6. Transférez le mélange de noix, de graines et de baies séchées dans de petits sachets ou des contenants hermétiques pour le conserver frais et prêt à être emporté.

Conseils :

- Préparez plusieurs portions en avance pour des en-cas rapides et sains tout au long de la semaine.

- Portionnez le mélange en sachets individuels pour une

option pratique à emporter partout.

Information Nutritionnelle (par portion) :

• Calories : 200

• Glucides : 15 g

• Protéines : 5 g

• Lipides : 15 g

• Fibres : 4 g

Parfait Au Yaourt Grec Avec Noix Et Baies

Description du Plat : Un délicieux et sain dessert ou en-cas qui combine la crémosité du yaourt grec, le croquant des noix et la douceur des baies fraîches. Ce parfait est une explosion de saveurs et de textures tout en étant riche en protéines et en nutriments.

Ingrédients :

• 1 tasse de yaourt grec nature (faible en gras ou entier)

• 1/4 de tasse de noix de votre choix (noix, noix de pécan, etc.), grossièrement hachées

• 1/2 tasse de baies mélangées (framboises, bleuets, fraises, etc.)

• 1 cuillère à soupe de miel ou sirop d'érable (facultatif)

• 1/4 de cuillère à café d'extrait de vanille (facultatif)

Instructions :

1. Dans un verre ou un bol, commencez par une couche de yaourt grec.

2. Ajoutez une couche de baies mélangées sur le yaourt.

3. Saupoudrez une poignée de noix hachées sur les baies

pour apporter du croquant et des graisses saines.

4. Répétez les couches en alternant le yaourt, les baies et les noix jusqu'à ce que le verre ou le bol soit rempli.

5. Si vous le souhaitez, ajoutez un filet de miel ou de sirop d'érable pour sucrer légèrement le parfait.

6. Pour une touche aromatique, ajoutez un peu d'extrait de vanille à chaque couche de yaourt.

7. Servez immédiatement ce délicieux parfait au yaourt grec avec noix et baies.

Variations :

• Intégrez des flocons d'avoine entre les couches pour plus de texture.

• Utilisez des baies congelées si les baies fraîches ne sont pas disponibles.

Information Nutritionnelle (par portion) :

• Calories : 250

• Glucides : 20 g

• Protéines : 15 g

• Lipides : 15 g

• Fibres : 4 g

Poisson Au Four En Croûte D'amandes Avec Légumes Rôtis

Description du Plat : Un plat délicieux et sain qui associe la légèreté du poisson cuit au four avec le croquant des amandes et la saveur riche des légumes rôtis. Ce plat est équilibré en protéines, en graisses saines et en légumes nutritifs.

Ingrédients :

• 2 filets de poisson (cabillaud, tilapia, etc.)

• 1/2 tasse d'amandes effilées

• 2 cuillères à soupe de farine d'amande (ou farine tout usage)

• 1 cuillère à soupe d'huile d'olive

• Sel et poivre, au goût

• 2 tasses de légumes assortis (carottes, courgettes, poivrons, etc.), coupés en morceaux

• Jus de citron

• Herbes fraîches (thym, romarin), hachées (facultatif)

Instructions : Pour le Poisson en Croûte d'Amandes :

1. Préchauffez le four à 200°C (400°F).

2. Dans un bol, mélangez les amandes effilées et la farine d'amande.

3. Assaisonnez les filets de poisson avec du sel et du poivre.

4. Badigeonnez légèrement les filets de poisson avec de l'huile d'olive.

5. Pressez la mixture d'amandes et de farine d'amande sur le dessus de chaque filet pour créer une croûte.

6. Placez les filets de poisson en croûte d'amandes sur une plaque de cuisson tapissée de papier sulfurisé.

7. Cuisez au four pendant environ 15-20 minutes, ou jusqu'à ce que le poisson soit cuit et s'effiloche facilement.

8. Juste avant de servir, arrosez les filets de poisson avec un filet de jus de citron frais.

Pour les Légumes Rôtis :

1. Dans un bol, mélangez les morceaux de légumes avec de l'huile d'olive, du sel et du poivre.

2. Disposez les légumes en une seule couche sur une autre plaque de cuisson tapissée de papier sulfurisé.

3. Cuisez au four pendant environ 20-25 minutes, ou jusqu'à ce que les légumes soient tendres et dorés.

Assemblage du Plat :

1. Placez un filet de poisson en croûte d'amandes sur chaque assiette.

2. Disposez une portion de légumes rôtis à côté du poisson.

3. Arrosez le tout avec un filet de jus de citron frais et parsemez d'herbes fraîches hachées, si désiré.

4. Servez immédiatement ce succulent poisson au four en croûte d'amandes avec légumes rôtis.

Variations :

• Utilisez d'autres types de poissons selon vos préférences.

• Ajoutez des épices comme le paprika fumé ou le cumin pour plus de saveur.

Information Nutritionnelle (par portion) :

• Calories : 300

• Glucides : 15 g

• Protéines : 25 g

• Lipides : 15 g

• Fibres : 5 g

Salade Aux Épinards Et Aux Noix Avec Fromage Feta Et Vinaigrette Balsamique

Description du Plat : Une salade fraîche et savoureuse qui combine la fraîcheur des épinards, le croquant des noix, la richesse du fromage feta et la saveur acidulée de la vinaigrette balsamique. Cette salade est équilibrée en textures et en saveurs tout en étant riche en nutriments.

Ingrédients :

• 4 tasses d'épinards frais, lavés et égouttés

• 1/2 tasse de noix (noix, noix de pécan, etc.), grossièrement hachées

• 1/2 tasse de fromage feta, émietté

• 1/4 de tasse de tomates cerises, coupées en moitiés

• 2 cuillères à soupe de vinaigre balsamique

• 3 cuillères à soupe d'huile d'olive extra vierge

• Sel et poivre, au goût

Instructions :

1. Dans un grand saladier, disposez les épinards frais lavés.

2. Ajoutez les moitiés de tomates cerises sur les épinards.

3. Saupoudrez les noix hachées sur la salade pour apporter du croquant.

4. Répartissez uniformément le fromage feta émietté sur la salade.

5. Dans un petit bol, mélangez le vinaigre balsamique et l'huile d'olive. Assaisonnez avec du sel et du poivre selon vos préférences.

6. Arrosez la vinaigrette balsamique sur la salade.

7. Mélangez légèrement tous les ingrédients pour les enrober de vinaigrette.

Assemblage de la Salade :

1. Servez la salade aux épinards et aux noix dans des assiettes individuelles.

2. Si désiré, ajoutez un filet supplémentaire de vinaigrette balsamique sur le dessus.

3. Dégustez immédiatement cette salade fraîche et nutritive.

Variations :

• Ajoutez des tranches d'avocat pour une texture crémeuse.

• Incorporer des oignons rouges émincés pour une saveur légèrement piquante.

Information Nutritionnelle (par portion) :

• Calories : 250

• Glucides : 10 g

• Protéines : 8 g

• Lipides : 25 g

• Fibres : 4 g

Curry De Lentilles Et Épinards Avec Riz Brun

Description du Plat : Un plat végétarien délicieusement épicé qui marie la texture crémeuse des lentilles aux épinards tendres, le tout servi sur un lit de riz brun. Ce curry est riche en protéines, en fibres et en saveurs, offrant une expérience gustative réconfortante et nutritive.

Ingrédients :

• 1 tasse de lentilles vertes ou brunes, rincées et égouttées

• 2 tasses d'épinards frais, lavés et hachés

- 1 oignon, haché
- 2 gousses d'ail, émincées
- 1 poivron, coupé en dés
- 1 tomate, coupée en dés
- 1 cuillère à soupe d'huile végétale
- 2 cuillères à soupe de pâte de curry (rouge, vert, ou jaune)
- 1 cuillère à café de cumin en poudre
- 1 cuillère à café de coriandre en poudre
- 1/2 cuillère à café de curcuma en poudre
- 1/4 de cuillère à café de piment de Cayenne (facultatif)
- 1/2 cuillère à café de sel (ajuster selon vos goûts)
- 1/4 de tasse de lait de coco
- Jus d'un demi-citron
- 2 tasses de riz brun cuit (en accompagnement)
- Coriandre fraîche, pour la garniture

Instructions :

1. Dans une grande poêle, faites chauffer l'huile végétale à feu moyen.

2. Ajoutez les oignons hachés et faites-les revenir jusqu'à ce qu'ils deviennent translucides.

3. Ajoutez l'ail émincé et faites revenir pendant environ 1 minute jusqu'à ce qu'il devienne parfumé.

4. Ajoutez la pâte de curry et les épices (cumin, coriandre, curcuma, piment de Cayenne) à la poêle. Faites revenir pendant quelques minutes pour libérer les arômes.

5. Ajoutez les dés de poivron et de tomate dans la poêle.

Faites cuire pendant environ 3-4 minutes jusqu'à ce que les légumes commencent à ramollir.

6. Incorporer les lentilles rincées dans la poêle et mélangez bien avec les légumes et les épices.

7. Versez suffisamment d'eau pour couvrir les lentilles et amener le mélange à ébullition.

8. Réduisez le feu à moyen-doux et laissez mijoter pendant environ 20-25 minutes, ou jusqu'à ce que les lentilles soient tendres et cuites.

9. Ajoutez les épinards hachés à la poêle et mélangez jusqu'à ce qu'ils se fanent et se mélangent bien au curry.

10. Ajoutez le lait de coco et le jus de citron. Mélangez pour combiner les saveurs. Laissez mijoter pendant quelques minutes de plus.

Assemblage du Plat :

1. Dans des assiettes individuelles, servez une portion de curry de lentilles et d'épinards.

2. Accompagnez le curry de riz brun cuit pour une base nourrissante.

3. Garnissez chaque assiette de coriandre fraîche hachée.

4. Savourez ce délicieux curry de lentilles et épinards avec riz brun.

Variations :

• Ajoutez des légumes supplémentaires tels que des carottes ou des courgettes.

• Servez avec du pain naan ou du pain pita pour une expérience complète.

Information Nutritionnelle (pour la portion de curry avec

riz) :

- Calories : 350
- Glucides : 60 g
- Protéines : 15 g
- Lipides : 8 g
- Fibres : 10 g

Tofu Brouillé Aux Épinards Et Tomates

Description du Plat : Un plat végétalien et protéiné qui transforme le tofu en une alternative savoureuse aux œufs brouillés. Associé aux épinards frais et aux tomates juteuses, ce tofu brouillé est une option saine et délicieuse pour le petit-déjeuner ou le déjeuner.

Ingrédients :

- 1 bloc de tofu ferme (environ 14 oz/400 g), égoutté et émietté

- 2 tasses d'épinards frais, lavés et hachés

- 1 tomate moyenne, coupée en dés

- 1/2 oignon, haché

- 2 gousses d'ail, émincées

- 1 cuillère à soupe d'huile végétalienne (huile d'olive, huile de coco, etc.)

- 1/2 cuillère à café de curcuma en poudre

- 1/2 cuillère à café de cumin en poudre

- 1/4 de cuillère à café de paprika fumé (facultatif)

- Sel et poivre, au goût

• Piment de Cayenne (facultatif, pour plus de chaleur)

• Levure nutritionnelle (pour saupoudrer, facultatif)

Instructions :

1. Dans une grande poêle, faites chauffer l'huile végétalienne à feu moyen.

2. Ajoutez les oignons hachés et faites-les revenir jusqu'à ce qu'ils deviennent translucides.

3. Ajoutez l'ail émincé et faites revenir pendant environ 1 minute jusqu'à ce qu'il devienne parfumé.

4. Ajoutez les dés de tomate dans la poêle. Faites cuire pendant environ 2-3 minutes jusqu'à ce qu'ils commencent à ramollir.

5. Ajoutez le curcuma, le cumin et éventuellement le paprika fumé à la poêle. Mélangez pour enrober les légumes des épices.

6. Incorporez le tofu émietté dans la poêle et mélangez-le aux légumes et aux épices.

7. Ajoutez les épinards hachés à la poêle. Faites cuire pendant quelques minutes jusqu'à ce qu'ils se fanent et se mélangent au tofu.

8. Assaisonnez le tofu brouillé avec du sel, du poivre et du piment de Cayenne selon vos préférences.

9. Continuez à faire cuire le mélange pendant environ 5 minutes, en remuant régulièrement, jusqu'à ce que le tofu soit chaud et bien enrobé des saveurs.

Assemblage du Plat :

1. Servez le tofu brouillé aux épinards et tomates dans des assiettes individuelles.

2. Saupoudrez éventuellement de levure nutritionnelle pour une touche de saveur et de nutriments.

3. Accompagnez le tofu brouillé de pain grillé, de tortillas ou de légumes rôtis.

4. Dégustez immédiatement ce délicieux tofu brouillé végétalien aux épinards et tomates.

Variations :

• Ajoutez des poivrons ou des champignons pour plus de diversité.

• Intégrez du fromage végétalien râpé pour une touche crémeuse.

Information Nutritionnelle (pour la portion de tofu brouillé) :

• Calories : 250

• Glucides : 10 g

• Protéines : 15 g

• Lipides : 15 g

• Fibres : 5 g

Wrap À L'houmous Et Aux Légumes Avec Tortilla De Blé Entier

Description du Plat : Un wrap sain et délicieux qui combine la crémosité de l'hummus avec la fraîcheur des légumes croquants, le tout enveloppé dans une tortilla de blé entier. Ce wrap est une option idéale pour un déjeuner ou un déjeuner léger et équilibré.

Ingrédients :

• 1 grande tortilla de blé entier

- 1/2 tasse d'hummus (nature ou aromatisé)

- 1/2 concombre, coupé en lanières fines

- 1 carotte, coupée en lanières fines

- 1/4 de poivron rouge, coupé en lanières fines

- Quelques feuilles de laitue ou d'épinards

- Quelques tranches de tomate

- Sel et poivre, au goût

Instructions :

1. Placez la tortilla de blé entier sur une surface de travail propre.

2. Étalez uniformément l'hummus sur toute la surface de la tortilla.

3. Disposez les lanières de concombre, de carotte et de poivron rouge sur une moitié de la tortilla, laissant un espace sur les bords pour le pliage.

4. Ajoutez les feuilles de laitue ou d'épinards ainsi que les tranches de tomate par-dessus les légumes.

5. Assaisonnez les légumes avec du sel et du poivre selon vos goûts.

6. Commencez à rouler la tortilla à partir du côté avec les légumes, en repliant les bords pour enfermer les ingrédients.

7. Roulez la tortilla fermement jusqu'à ce que vous obteniez un wrap bien enveloppé.

8. Coupez le wrap en diagonale pour créer deux moitiés et servez immédiatement.

Variations :

• Ajoutez des tranches d'avocat pour une texture crémeuse.

• Intégrez des graines de sésame ou de chia pour un ajout nutritionnel.

Information Nutritionnelle (pour le wrap complet) :

• Calories : 300

• Glucides : 40 g

• Protéines : 10 g

• Lipides : 10 g

• Fibres : 8 g

Tofu Sauté Aux Brocolis Avec Riz Brun

Description du Plat : Un plat végétarien et nutritif qui associe le tofu grillé, les brocolis croquants et le riz brun complet. Ce sauté offre un équilibre de protéines, de légumes et de grains entiers, tout en étant délicieusement parfumé.

Ingrédients :

• 1 bloc de tofu ferme (environ 14 oz/400 g), égoutté et coupé en dés

• 2 tasses de brocolis, coupés en petits bouquets

• 2 cuillères à soupe d'huile végétalienne (huile d'olive, huile de sésame, etc.)

• 2 cuillères à soupe de sauce soja

• 1 cuillère à soupe de sauce hoisin (facultatif)

• 1 cuillère à café de gingembre frais, râpé

• 2 gousses d'ail, émincées

• 2 tasses de riz brun cuit

• Graines de sésame, pour la garniture

• Ciboulette ou oignons verts, hachés, pour la garniture

Instructions :

1. Dans une grande poêle, faites chauffer une cuillère à soupe d'huile à feu moyen.

2. Ajoutez les dés de tofu dans la poêle et faites-les dorer de tous les côtés jusqu'à ce qu'ils soient croustillants. Retirez le tofu de la poêle et réservez.

3. Dans la même poêle, ajoutez la cuillère à soupe restante d'huile.

4. Ajoutez le gingembre râpé et l'ail émincé dans la poêle. Faites revenir pendant environ 1 minute jusqu'à ce qu'ils dégagent leur arôme.

5. Ajoutez les bouquets de brocolis dans la poêle. Faites sauter pendant quelques minutes jusqu'à ce qu'ils deviennent tendres mais restent croquants.

6. Ajoutez le tofu grillé de retour dans la poêle.

7. Arrosez le mélange avec la sauce soja et la sauce hoisin (si utilisée). Mélangez pour enrober les ingrédients de la sauce.

8. Continuez à sauter le mélange pendant quelques minutes supplémentaires pour permettre aux saveurs de se mélanger.

Assemblage du Plat :

1. Dans des assiettes individuelles, servez une portion de tofu sauté aux brocolis.

2. Accompagnez le sauté de riz brun cuit pour une base nourrissante.

3. Saupoudrez le plat de graines de sésame et de ciboulette

ou d'oignons verts hachés.

4. Dégustez immédiatement ce délicieux sauté de tofu aux brocolis avec riz brun.

Variations :

• Ajoutez d'autres légumes comme les poivrons ou les carottes.

• Personnalisez la sauce avec des épices comme la sauce Sriracha pour plus de piquant.

Information Nutritionnelle (pour la portion de sauté avec riz) :

• Calories : 300

• Glucides : 45 g

• Protéines : 15 g

• Lipides : 12 g

• Fibres : 8g

CONCLUSION

En conclusion, la nutrition adaptée à la démence transcende les frontières de la simple alimentation pour devenir une expression profonde d'amour et de soin. Chaque assiette devient une toile sur laquelle se dessinent les couleurs vives de la santé cérébrale et de la qualité de vie. En explorant les arômes, les textures et les bienfaits cachés de chaque ingrédient, nous pouvons façonner une alimentation qui honore la personne dans son ensemble, tout en préservant ce qui rend chacun unique.

Rappelez-vous, ce voyage culinaire ne se limite pas seulement à la table, il s'étend à la manière dont nous créons des souvenirs, partageons des moments précieux et prenons soin de ceux qui nous entourent. Alors, que cette aventure dans la nutrition pour la démence vous inspire à embrasser le pouvoir transformateur des aliments, en les transformant en une symphonie de santé et de bonheur qui résonne dans chaque bouchée.

Que chaque repas devienne une célébration de la vie et du lien spécial que nous partageons avec nos proches. Puissent ces choix culinaires être une ode à la joie, à la santé et à la connection, éclairant ainsi le chemin vers un avenir où

ALICE PITRE

chaque instant est apprécié, savouré et chéri.

9 798859 016051